DES BAINS DE MER

D'ARCACHON.

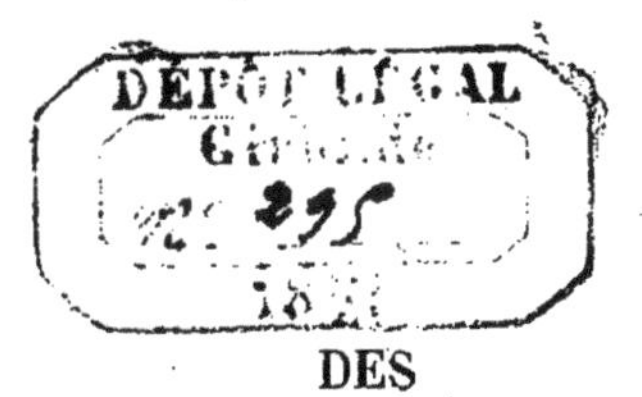

DES

BAINS DE MER

D'ARCACHON.

DE L'INFLUENCE DES BORDS DE CE BASSIN

SUR LES TUBERCULES PULMONAIRES ET LES MALADIES DU COEUR,

et

DE L'HABITATION DE CETTE PLAGE,

pendant l'Hiver,

PAR LES PERSONNES ATTEINTES DE MALADIES CHRONIQUES.

Par ÉMILE L.ˢ PEREYRA,

ANCIEN MÉDECIN TITULAIRE, MÉDECIN HONORAIRE DE L'HÔPITAL
SAINT-ANDRÉ DE BORDEAUX.

A BORDEAUX,
CHEZ LES PRINCIPAUX LIBRAIRES.

A PARIS,
CHEZ GERMER-BAILLIÈRE,
rue de l'École de Médecine, 17.

1853.

BORDEAUX. — IMPRIMERIE DE TH. LAFARGUE , LIBRAIRE ,
Rue Puits de Bagne-Cap, 8.

AVANT-PROPOS.

A la page 70 de mon Mémoire sur le *Traitement de la Phthisie pulmonaire*, imprimé au commencement de 1843, se trouve le passage suivant :

» Je me suis parfaitement trouvé, pour quelques malades de ma clientelle civile, d'un moyen qui, malheureusement, ne peut être employé par les pauvres ; je veux parler du séjour assez prolongé sur la plage d'Arcachon, près La Teste. Cette plage, baignée par une eau aussi salée que celle de la pleine mer, est exclusivement d'un sable fin que les eaux de la mer couvrent et découvrent toute la journée ; aucun dépôt vaseux ne peut vicier les émanations marines que l'eau de mer répand dans l'air par son évaporation constante. Cette plage assez étroite est limitée par une forêt de pins magnifiques qui couronnent les dunes qui se sont formées il y a plusieurs siècles ; le terrain n'est donc formé que par du sable ; la forêt a l'énorme avantage de briser le vent d'Ouest qui est si fort dans tous les ports maritimes de l'Océan, et d'empêcher ces transitions brusques qui seules contre-indiquent l'habitation des bords de la mer pour les poitrines délicates ; en outre, les émanations balsamiques qui s'échappent de ces arbres, vont porter une influence salutaire au poumon en se mêlant à l'air que respirent les malades. Je prescris des bains chauds d'eau de mer, en s'entourant de toutes les précautions que la prudence commande ; il est inutile d'ajouter que la médication et le régime sont continués sur le bord de la mer comme à la ville ; j'ai été moi-même étonné de l'état satisfaisant des malades que j'avais envoyés après un séjour de deux mois sur la plage d'Arcachon : j'espère profiter pour plusieurs de mes malades, de l'heureuse situation dans laquelle nous nous trouvons à Bordeaux ; je ne doute pas que lorsque ce lieu sera connu par un plus grand nombre de médecins, il ne soit fréquenté par beaucoup de personnes atteintes de maladies de poitrine et que leur constitution ne soit modifiée de la manière.la plus heureuse ».

Tel était, en 1843, le seul langage qu'il m'était permis de tenir, par la raison que mes frères étant fortement inté-ressés dans le chemin de fer de Bordeaux à La Teste, on aurait pu croire, et on n'aurait pas manqué de publier, que je n'attachais au séjour de la plage d'Arcachon un effet aussi salutaire, que pour y appeler beaucoup d'étran-gers, et augmenter ainsi les recettes d'une entreprise mal-heureuse à laquelle ma famille avait un intérêt si direct. On concevra facilement que ce motif me parut assez puissant pour garder le silence ; mais aujourd'hui que cette affaire est complètement concédée et que la direction est dans les mains de la puissante entreprise des chemins de fer du Midi, que j'ai repris toute mon indépendance, et que l'on ne pourra voir dans mes paroles que l'expression d'une conscience médicale qui attend avec patience que l'expé-rience vienne appuyer ce qu'elle avance ; cela devient mon devoir de ne pas attendre plus longtemps pour publier ce que j'aurais dû dire plus tôt. Mon opinion n'en aura du reste que plus de poids, puisque j'ai eu dix ans de plus à observer, et que mes observations ont été d'autant plus nombreuses, que le Mémoire que j'ai publié sur la Phthisie a amené à Bordeaux un grand nombre d'étrangers qui ont été habiter la plage d'Arcachon et qui en ont retiré les effets que j'a-vais annoncés.

Mais avant d'entrer en matière et de faire connaître au monde médical un lieu si efficace que presque personne n'avait visité, il y a douze ans, qu'il me soit permis au nom de l'humanité, de donner un témoignage public de recon-naissance aux honorables négociants de Bordeaux qui ont fait sur le désert une conquête si précieuse. Les Maisons Nath. Johnston, Cart et Mestrezat, Hovy et Péreyra frères ont réussi, par une persévérance, bien rare aujourd'hui, et par des sacrifices de toute nature, à soutenir cette entre-prise jusqu'à ce jour et à la laisser en bon état, entre les mains de leurs heureux successeurs. Si je devance ici l'ex-pression de la reconnaissance de mes compatriotes, c'est que mieux que personne, j'ai été témoin de leurs efforts et des sentiments qui les ont guidés.

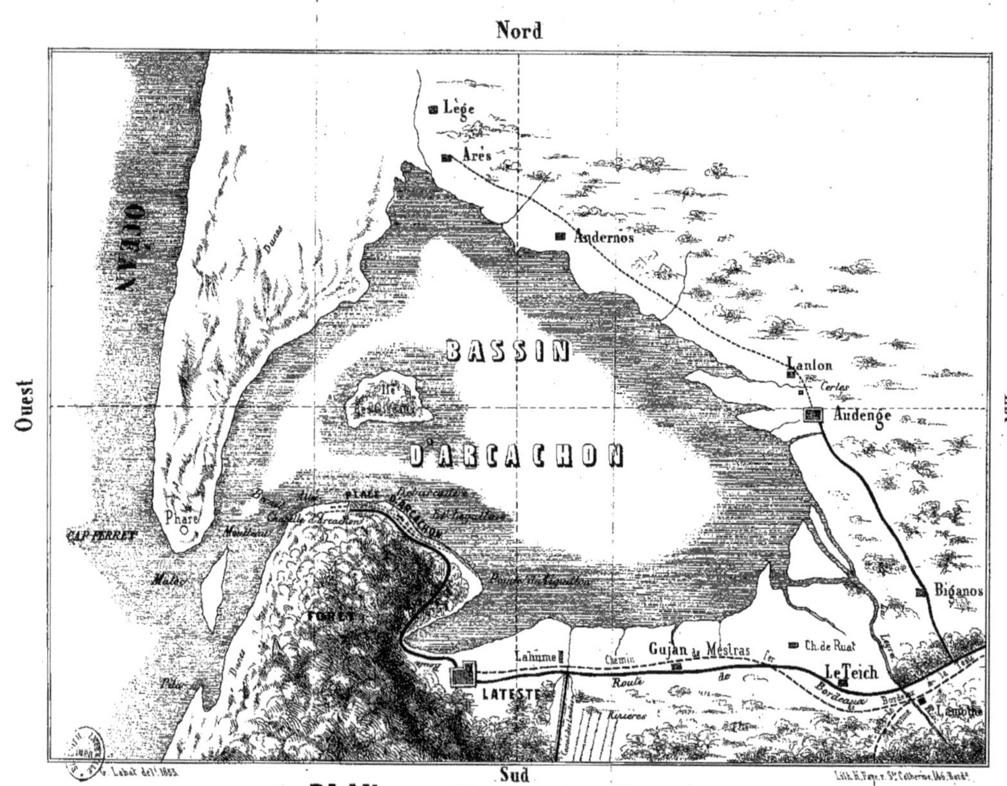

PLAN du bassin d'Arcachon et de la rade d'Eyrac ou Arcachon

DU BASSIN

D'ARCACHON.

Le bassin d'Arcachon est situé par les 44° 38ᵐ latitude Nord, et par les 3.° 15ᵐ longitude Ouest au méridien de Paris. Son entrée est à l'Ouest ; il forme une vaste étendue de 9 myriamètres de circonférence ; les côtés N. et S., à son embouchure, ne sont séparés de la haute mer que par des dunes de sable, plus ou moins élevées que la mer a successivement refoulé, et qui sont recouvertes de magnifiques pins séculaires, que l'industrie humaine y a semés pour arrêter la marche envahissante de ces montagnes. Vers le côté Sud, appelé *plage d'Eyrac* et plus généralement *plage d'Arcachon*, depuis la mer jusque près de la Teste, le rivage n'est formé que par un sable fin que la mer couvre et découvre deux fois dans les 24 heures ; ce sable est uni et forme aussitôt que la mer est retirée, une promenade délicieuse sur laquelle la plupart des baigneurs promènent pieds nus.

Une seule maison fut bâtie en 1823 par M. Legallais, capitaine au long-cours, qui après avoir visité à plusieurs reprises les divers ports de France où l'on prenait des bains de mer, fut persuadé qu'aucun d'eux ne réunissait des conditions aussi favorables que celles que présentait cette plage.

Cet établissement ne fut fréquenté que par quelques familles aristocratiques et par les malades qui pouvaient supporter les inconvénients d'un voyage aussi fatiguant que long et ennuyeux.

En 1841, un chemin de fer permit de franchir en deux heures la distance qui sépare la Teste de Bordeaux ; le Gouvernement fit bientôt construire une chaussée sur laquelle les voitures purent arriver facilement à la plage. Dès-lors, l'opinion des Bordelais fut appelée sur ce lieu ; des constructions nombreuses se firent chaque année ; aujourd'hui elles s'étendent sur plus de 3 kilomètres et bientôt il ne restera plus d'emplacements pour bâtir. Les maisons ne suffisent plus pour contenir les habitants de Bordeaux et des environs qui s'y rendent depuis le commencement de Juin jusqu'à la fin d'Octobre ; que sera-ce donc lorsque les chemins de fer nous relieront complètement

avec le Nord et avec nos belles provinces du Midi.
Cette plage naguères si déserte , qui n'avait autrefois
pour visiteurs que les rares habitants du pays qui
venaient , plusieurs fois l'an , offrir leurs prières et
leurs vœux dans la chapelle si renommée de Notre-
Dame d'Arcachon , sera bientôt trop étroite pour
contenir tous les étrangers qui y seront appelés pour
leur santé ou pour leur agrément. Depuis plusieurs
années déjà , plusieurs convois spéciaux amènent tous
les jours de fête et les Dimanches plus de 1200 personnes qui veulent aller respirer l'air de la mer et qui
reviennent dans la soirée.

Les maisons sont isolées et bâties à peu de distance
des plus hautes eaux. Elles offrent, toutes, sur le de-
vant , une galerie couverte qui est, pendant la journée, le séjour de presque tous les habitants; les enfants
s'amusent sur le sable mouillé qui est au-devant de
ces galeries , sous les yeux de leurs parents.

La mer couvre et découvre deux fois par jour
200 mètres de sable. Elle a soin, en se retirant, d'en
polir la surface; l'inclinaison de ces 200 mètres est
de 3 mètres et demi ; on peut juger, par là , du peu
de risque que courent leurs enfants par leur séjour
constant au bord de l'eau.

Cette circonstance si heureuse , rend pour les enfants l'habitation de cette plage bien plus précieuse
que les autres bains de mer. En effet, les personnes

qui ont visité les autres établissements savent combien il est difficile de retenir dans l'eau de mer les
enfants ; il n'en est pas un sur cent qui ne crie pendant tout le temps qu'il est dans l'eau froide et que
l'on ne soit obligé de retirer plus tôt qu'on n'aurait
voulu , et lorsque les habitations sont loin de la plage ,
l'effet salutaire des bains est bientôt passé. Il n'en est
pas de même à Arcachon ; les enfants restent toute
la journée à s'amuser sur le sable mouillé ; je les fais
tenir pieds nus et jambes nues. Presque tous , par un
instinct spécial , transportent le sable mouillé dans de
petites brouettes , ils le remuent constamment , en
construisent des maisons ; il en résulte qu'ils sont
presque tout le jour en contact avec l'eau salée , dans
l'atmosphère salin qu'elle forme , et qu'ils en reçoivent, sans s'en douter , les heureuses modifications.

Au derrière de ces maisons , commencent les dunes
qui les empêchent de recevoir directement le vent et
la belle forêt que la coignée du bûcheron a refoulée
des bords du bassin , et qui se continue en quelque
sorte jusques à Bayonne. Cette forêt , plantée sur les
dunes de sable , présente les aspects les plus variés ,
les sites les plus pittoresques ; une crête assez élevée
borne au Sud-Ouest la chaussée et permet aux pro-
meneurs de jouir de la vue du bassin dans toutes les
directions.

Cette forêt , qui n'est pas très-touffue , est garnie

de très-beaux pins qui sont taillés pour en extraire la résine, par des chênes et par des arbousiers qui présentent toute l'année et leurs feuilles et leurs fruits.

Cette forêt, où il n'existe aucun animal dangereux, était très-giboyeuse avant l'arrivée des nombreux habitants ; elle est encore, mais un peu plus loin, un des lieux les plus favorables pour la chasse.

La promenade à cheval est extrêmement agréable dans la forêt ; dans une heure, en traversant les dunes, on se trouve sur les bords de la grande mer.

L'eau du bassin analysée par notre habile chimiste, M. Fauré, présente la composition suivante. Cette analyse est extraite d'un travail précieux qu'il a fait sur toutes les eaux du département de la Gironde et que va publier notre Académie des Sciences.

Par litre d'eau :

Chlorure de sodium	27,965.
— de magnésium	3,785.
— de calcium	0,325.
Sulfate de magnésie	5,575.
— de chaux	0,225,
— de soude	0,445.
Carbonate de chaux } — de magnésie }	0,315.
Matière organiqne	0,052.
	38,687.

Iodures et bromures, quantités indéterminées; l'analyse des eaux de la pleine mer n'a pas présenté des différences appréciables.

On n'en sera pas étonné en réfléchissant que l'ouverture du bassin est à plus de vingt lieues de toute rivière, et que par conséquent l'eau qui entre dans le bassin ne peut avoir été modifiée par ces grands courants d'eau douce qui viennent souvent s'y mêler et diminuer ainsi la quantité des sels qu'elle contient.

L'eau de la mer entrant dans le bassin ne conserve plus bientôt ses ballotements; aussi les lames y sont-elles rares; il n'y a le plus ordinairement qu'un courant de l'Ouest à l'Est au montant, et un courant contraire au descendant.

Il n'y a donc presque pas de lames dans le bassin d'Arcachon. Je ne discuterai pas ici l'influence salutaire de ces vagues qui vous renversent quelquefois et qui vous empêchent de vous livrer en toute sûreté au plaisir et à l'exercice de la natation, qui vous exposent et qui, souvent, produisent des évènements malheureux. Depuis plus de vingt ans que je fréquente cette plage, je n'ai pas eu à les désirer pour mes malades et je n'ai été témoin d'aucun accident.

Mais si ce défaut est aux yeux de quelques rares

médecins un désavantage, il est largement compensé
par le grand avantage qu'ont les habitants, de se
baigner pendant toute la journée, quel que soit l'état
de la mer, et de faire en tout temps des promenades
sur l'eau.

Des femmes, le plus souvent, conduisent de légères barques, et même dans les plus mauvais temps ;
il est extrêmement rare qu'il soit arrivé quelques
accidents. Vous entendez souvent à peu de distance
et derrière vous, mugir la mer en courroux ; ses vagues écumantes viennent bouleverser ses rives, une
tempête affreuse règne à quelques pas de vous, et
dans le bassin, l'eau bleuâtre, transparente, à peine
ridée, ne donne aucune inquiétude pour ces frêles
bateaux qui le parcourent.

Je crois superflu de consigner ici mon opinion sur
les effets salutaires des bains de mer froids, chauds,
des douches diverses, de l'eau de mer en boisson,
etc... Que pourrai-je ajouter à tout ce que l'on trouve
dans les ouvrages qui ont traité ce sujet avec plus ou
moins d'étendue ? je puis surtout renvoyer pour avoir
les renseignements les plus complets à l'ouvrage de
mon honorable confrère, le D.ᵣ Pouget, de Bordeaux,
inspecteur des bains de mers de Royan ; on y trouvera
réuni tout ce que l'on a écrit avant lui et des observations détaillées.

Il me suffit d'établir que l'eau de mer du bassin d'Arcachon est loin d'être inférieure pour ses éléments à celles dans lesquelles on se baigne sur nos côtes de l'Océan. Ses effets doivent être au moins aussi salutaires sur les constitutions lymphatiques, sur les maladies qui proviennent de l'exagération de ce tempérament, et sur les maladies qui reconnaissent pour cause l'habitation des grandes villes, où la respiration d'un air vicié et peu oxigéné donne lieu à une infinité de symptômes maladifs qui sont très-heureusement modifiés par l'habitation sur la plage de la mer et par l'hydrothérapie maritime.

Ce séjour est, selon moi, le contre-poison pour les habitants des grands centres de population. Que de maladies aurions-nous de moins parmi les pauvres, si nous pouvions diriger sur les bords de la mer, cette classe si nombreuse d'enfants lymphatiques qui deviennent pour la plupart impropres à remplir le but de leur existence et qui sont les habitués si chers de nos hôpitaux et de nos dispensaires ! — Si les administrations charitables de nos villes n'y étaient pas portées par humanité, elles feraient peut-être une économie en élevant, sur les bords de la mer, un établissement sur lequel seraient dirigés les enfants pauvres qui en auraient besoin.

Mon honorable confrère, le docteur Sarraméa, médecin de la Maison des jeunes détenus de Bordeaux,

a publié, y a quelque temps, une brochure aussi phi-
lanthropique qu'éclairée, dans laquelle il conseille au
Gouvernement de construire sur la plage d'Arcachon
un établissement pour les jeunes détenus de la Gironde
et de quelques départements voisins ; il prouve qu'avec
l'amélioration du physique, l'amélioration morale serait
beaucoup plus facile, et qu'on pourrait rendre ainsi à
la société bien des sujets valides et moraux qui, dans
l'état actuel contractent, dans ces maisons de déten-
tion, des maladies qui détériorent leur constitution
et qui, ou terminent de bonne heure leur malheureuse
existence, ou les empêchant de se livrer aux rudes
travaux du peuple auxquels ils ne peuvent plus être
aptes, les retient forcément dans cette carrière du
crime de laquelle il ne leur reste plus aucune voie
pour sortir.

Quelle que soit l'opinion des médecins sur les différents bains de mer, il sera toujours certain que la
position de la plage d'Arcachon située à plusieurs degrés plus Sud que ceux du Nord, et abritée par la
forêt et un terrain entièrement composé de sable, permet aux malades d'y venir beaucoup plus tôt que partout ailleurs. En effet, l'on commence à s'y rendre
aux premiers jours de Juin, tandis que dans les autres établissements, ce n'est que vers la mi-Juillet que
la saison commence ; souvent même, quand l'été est
pluvieux et frais, on ne peut prendre avec plaisir les

bains de mer, tandis que là je n'ai pas vu, depuis 20 ans, une année où les bains aient été désagréables.

Je passe donc au but spécial de mon Mémoire, celui d'examiner l'effet salutaire du séjour sur la plage d'Arcachon pour prévenir ou guérir les tubercules pulmonaires.

DE L'INFLUENCE DU SÉJOUR DE LA PLAGE D'ARCACHON

SUR LES TUBERCULES PULMONAIRES.

Une vérité que les siècles ont sanctionnée depuis Hippocrate et qui est surtout bien évidente pour les médecins qui habitent des ports de mer, c'est que les voyages maritimes de long cours préviennent souvent la production des tubercules pulmonaires. Il paraîtrait devoir ressortir logiquement de ce fait bien établi, que l'habitation sur les bords de la mer devait, se rapprochant le plus de cette influence si efficace, être favorable aux poitrines délicates et agir favorablement sur les tubercules pulmonaires : malheureusement l'expérience n'a prouvé que trop souvent qu'il n'en était rien, et qu'au contraire, le plus ordinairement, le travail maladif était hâté par l'habitation des bords de la mer.

L'examen attentif de ce qui se passe sur les bords de l'Océan, au moins dans nos latitudes, me fit bientôt apercevoir que cette contradiction n'était qu'apparente, et que les conditions dans lesquelles se trouvaient les malades, étaient tout-à-fait différentes.

En effet, par un phénomène qui commence vers la mi-Juin jusques à la mi-Octobre, tous les matins, au lever du soleil, le vent vient du Nord, Nord-Est, Est, Sud-Est. Cette brise qu'on appelle brise de terre dure jusqu'à 2 heures après-midi. Tout d'un coup le vent change subitement, passe à l'Ouest, s'appelle brise de mer et dure jusqu'au coucher du soleil. Voilà ce qui arrive tous les jours du moins dans le beau temps, le vent vient assez rarement du Sud, il est dans ce cas le prélude d'orages qui rafraîchissent l'atmosphère par les pluies qui les accompagnent et les suivent.

Tous nos ports de l'Océan sont ouverts directement à l'Ouest ; ils sont situés sur les rochers plus ou moins élevés. Quelles doivent être les qualités de l'air qu'y respirent les habitants depuis le lever du soleil jusqu'à 2 heures après-midi ? c'est l'air apporté par la brise de terre. Il est nécessairement très raréfié, échauffé par l'immense étendue des terres sur lesquelles il a passé ; les poumons qui y puisent constamment les principes indispensables à l'hématose, sont obligés de faire un travail fatiguant. A deux heures, à cet air si léger, ordinairement si chaud, succède brusquement un air épais, frais, salin, très-oxigéné qui oblige les poumons à modifier fortement leur action, ce qui doit nécessairement porter une impression fâcheuse sur des organes aussi délicats ; voilà ce qui arrive tous les jours d'une manière régulière aux personnes qui habitent les bords de l'Océan ; on ne sera donc pas étonné des mauvais effets que l'on doit en éprouver.

Que l'on considère maintenant ce qui arrive aux individus qui sont en pleine mer ; ils ne reçoivent, de tous côtés, que des émanations maritimes. De quelque part que vienne le vent, l'air n'en est pas moins frais, salin, oxigéné ; du reste, ils vont avec le vent où la voilure est dirigée de manière à ne l'avoir jamais en face.

On comprendra donc facilement, sans que j'aie besoin de m'y arrêter davantage, la différence immense qui existe entre l'air que les poitrines délicates respirent sur la mer ou sur les côtes de l'Océan. Je ne parle que de l'Océan, car si l'on observe ce qui se passe sur les côtes de la Méditerranée, les transitions si brusques de température, le vent du Sud, etc., etc, empêchent les médecins d'envoyer sur ses bords, les individus prédisposés aux maladies de poitrine : il est donc inutile de nous en occuper.

Maintenant, que l'on considère la position exceptionelle de la plage d'Arcachon, on se convaincra que nul lieu en France, peut-être en Europe, ne peut se rapprocher davantage de l'effet que produit l'air de la pleine mer sur les poitrines délicates.

En effet, si l'on consulte le plan du Bassin placé en tête de ce Mémoire, on verra que la plage d'Arcachon regarde le Nord-Est ; le matin, la brise de terre qui la frappe directement, n'arrive qu'après avoir traversé 20 kilomètres et plus d'eau salée ; aussi l'air est frais et pur, il s'est en quelque sorte lavé dans l'eau du bassin et s'est saturé des principes salins qui s'en évaporent. A 2 heures, la brise change, mais ici, il n'y a plus cette transition brusque que j'ai signalée pour les ports de l'Océan ; le vent de mer ne vient que par derrière, brisé par les montagnes de sable échauffé, qui sépare la plage de la mer et par les pins qui les couronnent, il ne produit donc aucun changement appréciable dans la température qui est en général très-fraîche.

L'expérience est venue bientôt confirmer ce que le raisonnement me démontrait. Depuis 1841, j'ai dirigé vers ce lieu pendant les mois de Mai jusques au mois de Novembre et plus tard, de nombreux malades, dont les poumons étaient atteints de tubercules à différents degrés.

L'on sait que j'ai considéré depuis 1838, la tuberculisation comme l'expression de la scrofule du pou-

mon ; que d'après cette conviction., j'ai opposé à cette
maladie en la modifiant selon les cas, la médication
que l'expérience nous avait démontré , guérir les enfants scrofuleux ; les heureux résultats que j'ai obtenus
et qui me furent si contestés dans le temps , ne sont
plus problématiques aujourd'hui , l'huile de foie de
morue que j'ai employée le premier dans la Phthisie
pulmonaire , le régime tonique auquel j'ai soumis mes
malades , ont aujourd'hui tant de partisans et comp-
tent des succès si positifs et si nombreux , qu'ils ne
peuvent plus être niés par aucun médecin.

La modification si heureuse apportée aux maladies
scrofuleuses par l'influence du séjour sur les bords de
la mer , appliquée aux individus atteints de tubercules
pulmonaires , était une corollaire des principes que
j'avais posés ; j'étais donc conséquent aux seuls faits
que l'observation avait prouvé depuis Hippocrate , et
conséquent aussi avec ce que j'avais avancé dans mon
Mémoire : la pratique ne tarda point à couronner ce
que ces déductions logiques m'avaient amené à établir. En effet, dans quelque état que fussent partis
mes malades , ils ne tardèrent point à ressentir une
amélioration dans tous les symptômes et chez plusieurs
à voir hâter les heureux résultats de la médication
qu'ils avaient suivie et qu'ils continuaient à suivre.

Depuis les tubercules commençants jusqu'aux cavernes les plus caractérisées, tous ont ressenti une

heureuse modification : je n'aurai qu'à choisir parmi un grand nombre d'observations pour démontrer ce que j'avance. J'ai sous les yeux une grande quantité de personnes chez lesquelles les traces des cavernes dont elles étaient atteintes sont encore visibles, soit par la pectoriloquie, soit par une dépression des côtes, là où s'observaient les cavernes pulmonaires, et qui depuis plus de dix ans jouissent d'une assez bonne santé qu'elles vont raffermir de temps en temps par un séjour de quelques semaines, sur les bords du bassin d'Arcachon.

Plusieurs jeunes sujets, qui appartenaient à des familles dans lesquelles la phthisie était héréditaire, ont pu traverser les périodes fatales où cette cruelle maladie avait sévi sur leurs frères ou sœurs, en modifiant leur constitution par l'habitation prolongée de ce lieu ; plusieurs avaient même présenté des hémoptysies, préludes ordinaires, si ce n'est compagne fidèle, d'un commencement de tuberculisation pulmonaire

Ces jeunes gens à conformation spéciale, à poitrines étroites, à épaules ailées, à mine souffreteuse, allaient, sous mon inspection soutenue, habiter pendant 2 ou 3 mois la plage d'Arcachon, suivant et la médication et le régime que j'ai conseillés dans mon ouvrage, prenaient les précautions que je leur recommandais et revenaient avec une amélioration bien marquée, qui se convertissait au bout de quelques

années, en une heureuse modification de leur constitution qui éloignait toute idée d'affection tuberculeuse.

La promenade sur le sable mouillé par la mer, la station assise dans ce lieu en se préservant des rayons trop ardents du soleil, la promenade sur les bords de la forêt, même dans la forêt quand le vent est trop fort, le régime spécial que les malades suivent avec d'autant plus de plaisir que leur appétit est plus augmenté, la promenade en bateau en prenant quelques légères précautions, la continuation de la médication, tels sont les agents qui ont amélioré ou guéri des indivi-dus qui ne l'auraient pas été dans d'autres conditions.

Un exercice excessivement favorable aux sujets à poitrine étroite, est l'action de ramer. Les marins conduisent leurs bateaux en tenant une rame de chaque main, de manière à plonger à la fois leurs deux rames dans la mer et à les ramener hors de l'eau en se penchant en arrière, en effaçant fortement leur poitrine ; on concevra comment cet excercice gymnastique, si bien approprié, peut développer ces poitrines étroites.

Plusieurs, pour lesquels cet exercice était d'abord très fatiguant, s'y sont habitués en peu de temps et sont devenus d'habiles rameurs ; ils étaient arrivés à imiter impunément les marins du pays qui sont obligés de se mettre dans l'eau jusqu'à moitié cuisse, pour donner à leurs embarcations assez d'eau pour naviguer, qui travaillent sans s'essuyer, qui laissent sécher sur eux leurs vêtements mouillés par l'eau de mer et qui ne s'enrhument jamais.

Pour les malades de cette classe, les bains de mer froids pourraient être funestes ; en général, je les proscris. Cependant, quelquefois l'eau est si tiède, sur les bords, la température extérieure est si douce, que quelques bains dans ces circonstances ont pu être pris sans résultats fâcheux.

C'est aux bains d'eau de mer chauds que j'ai recours en s'entourant de toutes les précautions nécessaires pour éviter les transitions brusques de température.

Lorsque les malades éprouvent de la constipation, je leur prescris une ou deux verrées d'eau de mer qui produisent une légère purgation et qui donnent un redoublement d'appétit, au lieu du léger dégoût qui, au bout d'un certain temps, suit quelquefois l'uniformité du régime animal auquel ils sont assujettis.

En général, les forces des malades commencent à augmenter au bout de quelques jours d'habitation, et bientôt on est obligé de les surveiller pour qu'ils ne ne commettent pas d'imprudences qui empêche-raient le bon effet qu'ils ont déjà ressenti des nouvelles conditions dans lesquelles ils se trouvent placés ; je pourrais consigner plusieurs cas fâcheux qui ont été produits par de trop grandes fatigues et des excès de tout genre.

Je rappellerai entre autres, l'exemple d'une jeune dame de nos environs qui vint se mettre entre mes mains vers la fin du mois de Juin ; elle était arrivée à la troisième période de la phthisie ; elle était extrêmement amaigrie, avait des sueurs nocturnes abondantes, c'est avec la plus grande peine qu'on avait pu la transporter à Bordeaux ; elle avait jusques-là été soumise au traitement adoucissant et calmant que l'on employait alors, à un régime lacté presqu'abstême. Je commençai à changer peu à peu la médication et le régime ; dans quinze jours une amélioration assez notable permit à la malade d'aller continuer son traitement sur les bords du Bassin d'Arcachon.

Elle fut accompagnée par son mari et ses domestiques. Au bout d'un mois, les forces étaient entièrement revenues ; l'embonpoint, la coloration, la disparition de presque tous les symptômes morbides la fesaient considérer comme en grande voie de guérison. Le mari, trompé par ce bon état apparent, par l'espérance que je crus pouvoir lui donner, la laissa pendant quinze jours pour aller chez lui où l'appelaient des affaires pressantes.

Cette jeune femme n'ayant donc personne pour la surveiller, ne tint plus aucun compte de mes observations ; elle prenait jusques à deux bains froids par jour, montait à cheval et galopait une partie de la journée, suivant en tous points le régime de ces jeunes fous qui partout se font une gloire d'exposer leur santé. Au retour du mari, les symptômes morbides étaient revenus, elle put cependant retourner chez elle ; mais bientôt la maladie fit de nouveaux progrès et la malade succomba, victime de son imprudence, lorsque tout fesait présager le plus heureux succès.

Heureusement de pareils exemples ont été rares et le plus grand nombre des malades surveillés par leurs familles ou guidés par la raison, ont su conserver le bon effet de l'influence maritime, et par leur persévérance, arriver peu à peu à un changement favorable de leur santé.

INFLUENCES DU SÉJOUR D'ARCACHON

SUR LES MALADIES DU CŒUR.

Il est une autre classe de maladies malheureusement très-nombreuses, pour lesquelles le séjour sur les bords de la mer dans un lieu où les malades respirent l'air le plus condensé, où les transitions brusque de l'atmosphère sont presque nulles, est suivi du plus heureux résultat : ce sont les maladies du cœur.

J'ai envoyé sur les bords du bassin un grand nombre de malades chez lesquels le cœur était le point de départ des symptômes morbides ; ils ont en général éprouvé un soulagement manifeste ; même plusieurs pour lesquels il n'était presque plus permis d'espérer et dont la maladie était assez avancée pour avoir produit l'infiltration des membres inférieurs ; plusieurs qui depuis quelques temps ne pouvaient supporter le séjour au lit, pouvaient se coucher et dormir après quelques jours d'habitation de cette plage ; plusieurs qui ne pouvaient marcher, se sentaient bientôt capables de faire un exercice modéré et commencer à ressentir l'effet favorable de la médication que j'opposais à leur maladie.

Il ne m'a pas été permis de me tromper sur l'influence heureuse de ce lieu, car bien souvent, des malades qui au bout de quelque temps se trouvaient assez bien pour revenir à Bordeaux, ne tardaient pas à éprouver au retour des symptômes morbides qui disparaissaient lorsqu'ils retournaient à Arcachon ; j'ai été obligé d'en renvoyer plusieurs sur cette plage même pendant l'hiver, c'est ce qui m'a donné lieu d'observer ce que je dirai plus bas.

Je ne m'étais proposé dans cet opuscule, que d'exposer les heureux résultats que j'avais retiré chez mes malades, du séjour sur la plage d'Arcachon. J'ai parlé de la médication spéciale à laquelle je soumettais mes malades atteints de maladies du cœur. Il m'est, je crois impossible de ne pas indiquer cette médication que je mets en usage depuis 18 ans et dont j'ai bien souvent retiré des succès que je n'aurais pas eu de tout autre moyen. Quoique je n'aie jamais voulu en faire un remède secret, puisque pendant tout le temps de mon service à l'hôpital St-André, je l'ai employé presque tous les jours et que j'en ai expliqué aux élèves, et l'origine, et les heureux résultats qu'ils ont pu voir par leurs yeux, je n'avais rien écrit à ce sujet : quoique très-importante, cette exposition devait tenir dans si peu de lignes, que je ne pouvais faire un mémoire spécial, j'attendais de faire une nouvelle édition de mon ouvrage sur le traitement de la Phthisie, pour y joindre ce sujet si important.

Mais comme cette époque semble s'éloigner, je me reprocherais dans l'intérêt de l'humanité, de garder plus longtemps le silence. Ce n'est peut-être pas le lieu, mais mes confrères qui liront ces quelques lignes et pour lesquels je les écris, pourront plutôt en faire profiter leurs malades. Je crois devoir dire d'abord, comment je suis arrivé à reconnaître l'efficacité du moyen que j'emploie.

En 1835, j'étais médecin-adjoint de l'Hôpital St-André de Bordeaux ; le médecin en chef, auquel j'étais attaché et dont je suivais les visites avec assiduité, était professeur de clinique interne à l'Ecole secondaire de Médecine. Il était déjà âgé lorsque parurent les belles découvertes de Laennec sur l'auscultation et les travaux de Piorry, sur la percussion ; il les appréciait théoriquement comme un grand pas que ces illustres médecins avaient fait faire au Diagnostic, des maladies de poitrine surtout, mais ses sens étaient trop vieux pour qu'il pût en retirer lui-même les fruits par la pratique et surtout les enseigner à ses élèves.

Il m'avait prié de me charger de cette partie de son enseignement, et je me fis un plaisir de démontrer à ces jeunes gens, ce que j'avais appris et ce que je continuais tous les jours à apprendre. Nous avions dans nos salles, un jeune marin qui avait rapporté d'un séjour de plusieurs mois, sur les côtes occidentales de l'Afrique, une hépatite chronique avec une hyperthrophie extraordinaire du foie. Ce malade était depuis assez longtemps le sujet de mes leçons pour les élèves ; je m'appliquais à leur faire bien distinguer le bruit et la sensation produits par la percussion, du son que rendaient les autres organes ; j'avais à plusieurs reprises mesuré le foie dans tous les sens, assigné le lieu où il remontait dans la poitrine, j'avais pu constater et faire constater que le cœur était hypertrophié dans tout son ensemble, et qu'il était très-volumineux. L'état du malade restait stationnaire, quelque médication énergique et variée que l'on eût employée. Une indisposition de mon chef, m'ayant obligé de prendre le service , j'essayai contre cette maladie un moyen que j'avais vu consigné dans un recueil des Actes de la Société de Médecine de Calcutta, et que les médecins indigènes emploient depuis très-longtemps contre ces maladies qui sont très-communes.

Ce moyen consiste dans l'administration de pédiluves avec l'acide hydrochlorique. Les Indiens se servent d'une certaine quantité de sel marin qu'ils mettent dans un pédiluve chaud et sur lequel ils versent de l'acide nitrique ; je crus devoir simplifier cette préparation en fesant mettre de l'acide hydrochlorique ou chlorhidrique dans un pédiluve dans lequel le malade restait une heure. Dès les premiers jours , un mouvement extraordinaire se fit sentir dans le foie ; bientôt après , il commença à diminuer. Je marquais chaque jour avec un crayon de nitrate d'argent , les progrès que nous observions. Au bout de 15 jours , le foie était rentré sous les côtes tandis qu'il s'étendait jusqu'au pubis , et le malade put sortir à la fin du mois , parfaitement guéri. Comme je l'ai dit plus haut , le cœur était volumineux ; je fus surpris de la diminution extraordinaire qu'il avait éprouvé ; je m'expliquais bien l'augmentation du cœur par l'obstacle que le foie apportait à la circulation , mais quoique secondaire , cette diminution ne devait pas être due seulement à l'amélioration du foie : le moyen employé pouvait avoir une action spéciale sur le cœur.

Je me promis de l'essayer sur des individus chez lesquels le foie ne serait pas malade et qui auraient une hyperthrophie du cœur : ces cas ne sont malheureusement que trop fréquents dans nos hôpitaux. Je pus bientôt constater que j'obtenais les résultats que je désirais ; — j'essayai avec patience dans les intervalles où j'étais chargé du service. Bientôt après, nommé à la place de mon chef, je pus continuer en grand mes expériences. Depuis cette époque jusqu'à ce jour, j'ai employé plus de mille fois ces pédiluves dans un très-grand nombre de cas ; j'ai eu des résultats que n'auraient pu me donner les agens thérapeutiques employés jusqu'à présent.

C'est surtout dans les hyperthrophies des cavités gauches du cœur, que l'amélioration est prompte ; les effets sont moins prononcés dans l'hyperthrophie des cavités droites ; cependant quand la maladie n'est pas portée au dernier degré , j'ai obtenu quelques avantages.

Comment agissent ces pédiluves ? J'avoue franchement que je ne me suis pas plus occupé à en rechercher l'explication , que je ne m'embarrasse de démontrer , comment l'opium fait dormir, ou comment la quinine guérit la périodicité , etc.; ils agissent parce qu'ils agissent : c'est la seule raison que je puisse en donner ; et ils agissent d'une telle manière, qu'il faut en surveiller attentivement les effets , si vous ne voulez pas souvent produire un abattement qui peut avoir les plus fâcheux résultats.

En général, l'effet de ces pédiluves est si hyposthénisant, que si le malade les prend le matin, il éprouve une fatigue et un affaissement extrêmes; ces symptômes n'arrivent pas lorsqu'on les prend avant de se coucher.

Au bout de trois pédiluves, pris chaque soir, le pouls diminue en fréquence et surtout en grosseur; continuez quelques jours de plus ces bains de pieds, il devient aussi faible qu'il était fort : je l'ai vu devenir presqu'insensible. On conçoit facilement que l'on ne doit pas porter jusqu'à cette limite l'effet de ce médicament, on doit s'arrêter aussitôt que les battements sont moins forts, ce qui est indiqué et par l'auscultation et par la modification qu'éprouve le pouls. On recommence après deux ou trois jours de repos, on s'arrête de nouveau au bout de quelques jours, on y revient en éloignant les jours et l'on ne tarde point à reconnaître une amélioration quelquefois très-prompte de ces symptômes qui paraissaient si menaçants.

Il semble aussi que ce moyen agisse puissamment sur l'ossification des artères et des valvules ; que de fois j'ai pu constater par l'auscultation l'amélioration que j'avais obtenue dans la régularité des contractions du cœur; combien de fois des pouls intermittents ont ils été ramenés à leur état régulier par 10 ou 12 pédiluves avec l'acide hydrochlorique.

Que les médecins qui me lisent, essayent ce qui m'a si souvent réussi ; ils peuvent le faire sans charger leur conscience, ils seront surpris des effets qu'ils obtiendront.

Si dans la majorité des phthisiques le cœur semble petit, mou, atrophié, il en est d'autres chez lesquels il est hyperthrophié. Je me sers chez eux avec beaucoup de circonspection, mais avec un grand avantage dans ces cas, des pédiluves hydrochloriques, pris à plus longs intervalles et seulement pendant un-quart d'heure ou demi-heure ; on s'expliquera facilement le bon effet de ce moyen en pensant à la gêne produite dans la cage osseuse de la poitrine par un cœur volumineux qui doit être une cause nécessaire de la gêne de la respiration et s'opposer, par conséquent, à la disparution des tubercules, ou du moins à l'effet des moyens que je leur oppose.

Voici comment je prescris ces pédiluves :

Avant de se mettre au lit, la digestion du dernier repas étant terminée, je fais mettre de l'eau chaude à une température agréable dans un pédiluve, de manière à ce que le malade puisse baigner ses pieds jusqu'au milieu des malléoles. Je fais verser dans cette eau deux grandes cuillerées à bouche d'acide hydrochlorique du commerce ; le poids de ces deux cuillerées est de 42 grammes. Je fais remuer l'eau ; le malade y place les pieds, et l'on entoure le bain de pied, les genoux et les jambes du malade d'une couverture de laine pour qu'il ne soit pas incommodé par l'évaporation et l'odeur de cet acide. Je commence par faire séjourner le malade pendant demi-heure, puis trois-quarts d'heure, enfin une heure ; on essuie fortement les pieds et le malade se couche immédiatement après ; il va s'en dire que si l'eau du pédiluve se refroidissait trop, on ajouterait un peu d'eau chaude.

En général, les premiers pédiluves semblent ne pas avoir d'action sur la peau des pieds ; au bout de quelques jours, ils rougissent lorsque le malade les retire de l'eau ; quelquefois, et c'est une exception très-contrariante, il survient des pustules jaunâtres qui deviennent très-douloureuses lorsque le malade remet les pieds dans l'eau. Dans ce cas, l'on doit suspendre les pédiluves, frotter les pieds avec l'axonge et attendre, quelques jours, avant de les recommencer.

Pour la plus grande facilité des malades et pour ne produire aucun des accidents qui en résultent pour les personnes peu habituées à manier des acides minéraux, je fais mesurer dans un verre deux grandes cuillerées d'eau ; on aura ainsi, en y substituant l'acide, la quantité voulue du remède.

Il est inutile d'ajouter que pendant ce temps je ne néglige aucun moyen pour combattre la maladie. Le séjour dans les lieux élevés, l'habitation des appartements au 3ᵉ et 4ᵉ étage, étant une cause puissante ou prédisposante, ou efficiente, ou aggravante de ces maladies, l'on conçoit facilement que sous ce rapport, l'habitation des bords de la mer soit le lieu le plus favorable pour éviter l'action incessante de la cause que je viens d'indiquer, et que ce lieu si propice ne vienne favoriser l'effet des pédiluves qui agissent alors de la manière la plus favorable.

DE L'HEUREUSE INFLUENCE DE L'HABITATION DE LA PLAGE ET DE LA FORÊT D'ARCACHON,

Pendant l'Hiver,

SUR LE TRAITEMENT DES MALADIES CHRONIQUES.

Il me reste à traiter un point de la question que je m'étais posée et qui depuis longtemps a attiré toute mon attention, ainsi que celle de tous les médecins praticiens ; je veux parler de la difficulté de guérir les maladies chroniques, sur les lieux où elles ont été contractées, et de l'heureux résultat que l'on obtient souvent du déplacement des malades et de leur séjour dans un endroit qui réunit certaines conditions favorables.

En effet, on peut reconnaître une maladie chronique une fois qu'elle est développée, car bien rarement le médecin est appelé à son début ; ce n'est que lorsque des symptômes plus ou moins graves se sont manifestés, que l'on réclame ses conseils. S'il est possible de reconnaître quel est le siège de la maladie,

quelle est sa nature , il ne l'est pas souvent de dé-
couvrir les causes, qui , par leur action lente mais
continue , ont amené cet état maladif; elles sont
partout autour du malade , dans ses affections , dans
ses passions , dans ses habitudes , dans l'air qu'il respire , dans l'eau qu'il boit , dans son régime alimen-
taire , etc., etc... L'expérience prouve alors qu'un
changement brusque dans ses conditions habituelles ,
est seul capable de soustraire le malade à l'action de
cette ou de ces causes que nous ne pouvons bien reconnaître , car s'il est une vérité bien démontrée en
médecine , c'est la difficulté de guérir une maladie
chronique , pendant que le malade est toujours soumis à l'action incessante de la cause qui l'a produite.
Nous ne pouvons admettre cet axiôme , *sublatâ causâ,
tolluntur effectus* , car l'expérience nous apprend que
quelquefois les effets subsistent malgré la soustraction
de la cause , il serait plus vrai de dire : *non sublatâ
causâ* , difficile est *tollere effectus.*

Les maladies chroniques , malheureusement , ne
guérissent pas promptement , leur durée est en raison
directe du temps qu'elles ont mis à se développer;
aussi le changement de résidence ne doit pas être
court ; il faut, ou que la guérison soit complète , ou
que les principaux symptômes se soient considérable-
ment amendés pour espérer que le retour dans son
domicile , ne soit pas suivi d'une rechute. Que de
malades , atteints de maladies chroniques , vont dans

les différentes eaux, y passent un ou deux mois, y éprouvent un changement notable, et ne tardent point à voir disparaître ces heureux effets, au bout de quelques mois qu'ils ont repris leur vie habituelle !

Ce n'est point à ce moyen, souvent si héroïque, que l'on doit adresser des reproches ; c'est comme je l'ai déjà dit, à l'action des causes qui avaient produit la maladie à laquelle on s'est soumis de nouveau avant que la maladie fut suffisamment modifiée, qu'est dû le retour des symptômes.

Aussi, après l'usage des eaux, les malades qui le peuvent, doivent-ils se diriger vers un lieu tempéré et salubre pour laisser à l'action bienfaisante des eaux le temps de se continuer et de ramener la santé.

C'est ce que font en général les malades riches ; c'est à Madère, à Hyères, à Nice, à Naples, etc., que leurs médecins les dirigent, et un grand nombre d'entre eux ont réussi à s'y rétablir parfaitement.

Malheureusement, un grand nombre de malades ne sont pas dans une position qui leur permette de faire des dépenses aussi considérables. Aussi, sont-ils privés de cet immense moyen de guérison.

Je crois leur être utile en leur désignant un lieu, auquel on ne pouvait penser parce qu'il n'était pas connu, et qui réunit toutes les conditions que l'on va chercher plus loin, à si grands frais.

C'est l'habitation de la plage et du bassin d'Arcachon que je propose pour y passer l'hiver : examinons les avantages qu'elle présente.

1.° Influence maritime. Les médecins ou les malades ont choisi précisément, sans peut-être y avoir fait attention, pour y passer l'hiver, tous les lieux qui se trouvent à portée de recevoir l'influence salutaire des émanations de l'eau de mer; j'ai prouvé plus haut que non-seulement la plage d'Arcachon est presque saturée de ces émanations, mais encore que les personnes qui l'habitent, ne sont pas directement exposées au vent de la mer.

2.° La plage d'Arcachon est à 16 heures de Paris, à peu de distance de Londres et de l'Allemagne, car dans un mois, le chemin de fer de Paris qui sera achevé, nous reliera à toutes les grandes capitales.

3.° La température est sur la plage d'Arcachon beaucoup plus élevée qu'à Bordeaux; les maisons, comme je l'ai déjà dit, sont adossées à des dunes complantées d'une magnifique forêt toujours verte en hiver.

Tous les habitants qui y séjournent, assurent que la température y est constamment plus élevée que dans les environs.

On en sera facilement persuadé en apprenant que d'après les expériences très-souvent renouvelées de

MM. Legallais père et fils, l'eau du bassin se maintient ordinairement dans les mois les plus froids de l'année, entre 14 et 16° Réaumur.

Aussi le sable que couvre et recouvre la mer n'est-il jamais glacé.

Lorsque le vent est Nord ou Nord-Est, les façades des maisons bâties sur le bord y sont exposées ; mais dans ce temps, qui n'est pas le plus constant, la promenade dans la forêt est délicieuse.

Il pleut quelquefois, mais beaucoup moins qu'à Bordeaux, et le terrain entièrement sablonneux permet de recommencer la promenade un quart-d'heure après que la pluie a cessé de tomber.

Quant à la neige, elle est extrêmement rare et ne dure jamais 24 heures par terre ; en un mot, le climat est extrêmement tempéré, et ne présente pas ces transitions brusques de température qui impressionnent les malades d'une manière si désagréable dans nos grandes villes.

Depuis les premiers jours de Janvier, la végétation recommence dans la forêt, car les résiniers reviennent tailler les pins pour en faire sortir la gemme. Depuis cette époque jusqu'au mois de Novembre, l'air qu'on y respire, est constamment chargé d'émanations balsamiques qui ne contribuent pas pour peu dans le bon effet que les malades retirent du séjour de la plage et de la forêt d'Arcachon.

4.° L'habitation d'Arcachon est à la portée de toutes les fortunes : en outre des établissements spéciaux où seront réunies toutes les commodités, ou des grandes maisons où pourront se rendre les personnes riches, il y a des maisons de tous les prix que pourront habiter les personnes moins fortunées.

Tous pourront se trouver dans un séjour favorable à leur santé et s'entourer de tout le confort qu'ils désireront ; la distance de deux heures qui les sépare de Bordeaux, leur permettra de venir, quand ils le désireront, prendre quelques distractions.

Ils pourront très-facilement suivre le régime qui leur conviendra, car il n'y a pas de ville mieux approvisionnée en quantité et en qualité que la nôtre.

Je crois, d'après ce qui précède, que les malades atteints de maladies chroniques vont souvent chercher au loin ce qu'ils ont peut-être mieux auprès.

Je ne désigne que les maladies chroniques, autres que celles dont j'ai déjà parlé. Pour celles-là, il est hors de doute que le prolongement de leur séjour sur la plage d'Arcachon ne pourra que leur être très-salutaire.

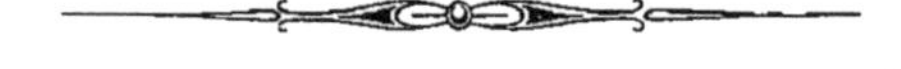

BORDEAUX. — IMPRIMERIE DE TH. LAFARGUE, LIBRAIRE.

27

www.ingramcontent.com/pod-product-compliance
Ingram Content Group UK Ltd.
Pitfield, Milton Keynes, MK11 3LW, UK
UKHW020952220726
13924UKWH00002B/650